Peter Kisembo
Richard Apecu

Izolaty bakteryjne i antibiogramy

Peter Kisembo
Richard Apecu

Izolaty bakteryjne i antibiogramy

Pacjentów z Otitis Media

Wydawnictwo Bezkresy Wiedzy

Imprint

Cover image: www.ingimage.com

This book is a translation from the original published under ISBN 978-613-9-95355-4.

Publisher:
Wydawnictwo Bezkresy Wiedzy
is a trademark of
Dodo Books Indian Ocean Ltd., member of the OmniScriptum S.R.L Publishing group
str. A.Russo 15, of. 61, Chisinau-2068, Republic of Moldova Europe
Printed at: see last page
ISBN: 978-620-0-54463-6

ABSTRACT

Na tyłach: Otitis media jest definiowane jako zapalenie ucha środkowego. Ma on wiele stopni nasilenia, a do każdej z nich używa się różnych nazw, w tym ostre zapalenie ucha środkowego, zapalenie ucha środkowego z wysiękiem, nazywane również zapaleniem ucha środkowego surowiczego lub wydzielinowego oraz przewlekłe ropne zapalenie ucha środkowego.

Cele: Celem tego badania było poznanie najbardziej dotkniętej płci, częstości występowania bakteryjnego zapalenia ucha środkowego, najczęstszych izolatów bakteryjnych oraz ich wzorca antybiograficznego u pacjentów z zapaleniem ucha środkowego w klinice Ear Nose and Throat oraz w klinice immunosupresyjnej w Szpitalu Skierowniczym Mbarara Nation.

Metoda: Przed pobraniem próbki ucho zewnętrzne zostało oczyszczone sterylnymi wacikami bawełnianymi zwilżonymi sterylną solą fizjologiczną, a następnie pobrano wacik. Wszystkie wymazy zostały zaszczepione na płytkach z agaru krwi (BA), agaru czekoladowego (CA) i agaru MacConkeya (MCA), zanim na czystych szkiełkach mikroskopowych wykonano wymazy do barwienia Grama. Testy wrażliwości na antybiotyki zostały ustalone przy użyciu techniki dyfuzji krążkowej Kirby-Bauera.

Wyniki: 65 izolatów zarejestrowano z gronkowcem złocistym (*Staphylococcus aureus) o* najwyższym odsetku występowania 23 (35,4%), a najmniejszy z 1 (1,5%) z *gatunku Streptocococcus*. Inne dominujące izolaty obejmowały *gatunki Proteus* 14(21,5%), *Klebsiella* 7(10,8%), *Pseudomonas* 6(9,2%), *Escherichia coli* 5(7,7%), *Staphylococcus epidermidis* 4(6,1%), *Dephtheroids* 5(7,7%). Ogólny procent wrażliwości organizmów był na cyproflaksynę. Spośród 70 badanych, którzy wzięli udział w badaniu, 37,1% (1-9 lat) wykazało najwyższą częstość występowania ropnego zapalenia ucha środkowego, a 1,5% (1-11 miesięcy) najniższą. Stosunek mężczyzn do kobiet wynosił 31:39, nie wykazało to istotnej statystycznej różnicy.

Wniosek: Częstość występowania bakteryjnego zapalenia ucha środkowego była bardzo wysoka (92,9%) wśród pacjentów Krajowego Szpitala Skierowniczego Mbarara od 14 lutego do [30] kwietnia 2012 roku.

ROZDZIAŁ 1

1. 1 KONTEKST

Otitis media (OM) jest definiowane jako zapalenie ucha środkowego. Może on występować po prostu jako zapalenie jamy ustnej lub zapalenie błony bębenkowej z wysiękiem z ucha środkowego o różnej konsystencji. Często wynika to z dysfunkcji rurki Eustachiasza, zanieczyszczenia uszu przez zainfekowaną wodę podczas kąpieli lub pływania, wymiotów lub aspiracji jedzenia lub picia z powodu paraliżu podniebiennego oraz mleka podawanego niemowlętom trzymanym w pozycji poziomej. (www.ajol.info/journals/ajem dostęp: 19-april-2011).

Objawy związane z otitis media obejmują ból, pełnię ucha, gorączkę, anoreksję, drażliwość, wymioty i biegunkę. Może być wydzielina z ucha środkowego. Niemowlęta z zapaleniem ucha środkowego z przerwami dotykają swoich uszu, podczas gdy większość z nich ma zatory w nosie. Zapalenie opon mózgowych może w rzadkich przypadkach komplikować zapalenie ucha środkowego, a u dzieci z nawracającym lub uporczywym zapaleniem ucha środkowego często następuje niedobór umiejętności fonologicznych. Co więcej, zakażenie może spowodować utratę słuchu u dużego odsetka dzieci poniżej 3 roku życia. (www.ajol.info/journals/ajem dostępny na 19-april 2011 o 18:59).

Antybiogram jest wynikiem laboratoryjnego badania wrażliwości wyizolowanego szczepu bakteryjnego na różne antybiotyki. Jest to z definicji *wrażliwość in vitro.* (www.wekipedia.com dostępny w dniach 25 lutego-2011 r. o godz. 11:27)

Częstymi patogenami występującymi w hodowlach w przebiegu zapalenia ucha środkowego są: *Streptococcus pneumoniae, Haemophilus influenzae* nierodzajny i Moraxella *catarrhalis.* Inne obejmują *Pseudomonas aeruginosa* rzadziej, *Streptococcus piogenes i Staphylococcus aureus. Zapalenie płuc zostało usunięte* z płynu w uchu środkowym u około 25% do 50% dzieci z ostrym otitis media, *Haemophilus influenzae* od 15% do 30%, a *M. catarrhalis* od około 3% do 20%. (www.pediatrics.org dostępny od 20 kwietnia 2011 r. o 22:13).

Lkeh *i wsp. w* 1993 roku podali w swoich badaniach *Corynebacterium, Diphtheria, Actinomyces isrealii, Mycobacterium tuberculosis, podczas* gdy Bailey i Scoth w 1994 roku zgłaszali wcześniej inne *Mycobacteria* i *Mycoplasma pneumoniae.* Ostatnie sprawozdanie Hiroshi *et al z* 1990 r.

dotyczyło *chlamydialnego zapalenia płuc.* (www.ajol.info/journals/ajem dostępny na 19-april 2011 o 18:59).

Nadmierne stosowanie leków przeciwdrobnoustrojowych wywarło selektywną presję na bakterie, zachęcając do stosowania szczepów opornych na antybiotyki poprzez eliminację szczepów wrażliwych na antybiotyki, sprzyjając powstawaniu bakterii z rzadkimi mutacjami oporności i pozwalając na rozprzestrzenianie się opornych szczepów od zakażonych osobników. Niepotrzebne stosowanie środków przeciwdrobnoustrojowych stworzyło światowe zagrożenie dla zdrowia. Wzrost oporności na środki przeciwdrobnoustrojowe odnotowano w przypadku trzech najczęściej występujących izolatów bakteryjnych zapalenia ucha środkowego, tj. *Streptococcus pneumoniae*, *Haemophilus lnfuenzae* i *Moraxella catarrlialis*. (Douglas, 2003)

Badania przeprowadzone w USA wykazały, że z miesiąca na miesiąc coraz większa jest oporność na coraz większą liczbę antybiotyków na *Streptococcus pneumoniae*. Odnotowano nawet oporność na Rocefinę, czyli Ceftriakson, silny, wstrzykiwany antybiotyk. Tylko jeden antybiotyk, Vancomycyna, był nadal całkowicie skuteczny na wszystkie szczepy. Jeśli stosowanie antybiotyków będzie kontynuowane w obecnym tempie, to tylko kwestia czasu, aż wykształci się również oporność na wankomycynę. Oporne szczepy występowały częściej u dzieci, którym niedawno podawano antybiotyki silniejsze od amoksycyliny, Septry, erytromycyny czy Pediazolu. (www.DrGreene.com w dniu 5 lutego 2011 r. o godz. 1:35),

1.2 Stwierdzenie problemu

Otitis media jest zapaleniem wywoływanym przez bakterie, które dostają się do ucha środkowego z płynu uwięzionego w rurce eustachiańskiej. Infekcja bakteryjna w uchu środkowym może spowodować perforację bębenka usznego, zakażenie przestrzeni sutkowej, a w niektórych przypadkach może opóźnić wywołanie zapalenia opon mózgowych, jeśli leczenie nie jest zapewnione.

Stwierdzono, że antybiogram tych organizmów różni się w zależności od czasu i obszaru geograficznego, jak również od kontynentu. Istnieje potrzeba okresowej aktualizacji antybiogramu w celu zapewnienia skutecznej chemioterapii i postępowania w przypadku zapalenia ucha środkowego.

Dzieci są najbardziej podatne na zapalenie ucha środkowego. Menedżerstwo znów jest najczęstsze u dzieci. Około 2/3 dzieci będzie miało atak ostrego OM w wieku trzech lat. Chłopcy prawdopodobnie mają tę infekcję niż dziewczyny.

Pacjenci w stanie upośledzenia odporności (80%) mają dużą tendencję do nabywania ostrego zapalenia ucha środkowego. Dzieci z AIDS mają wyższą specyficzną dla wieku zachorowalność na ostre zapalenie ucha środkowego w porównaniu z dziećmi niezarażonymi.

1.3 Cele

1.3.1 Cel główny

Poznanie wspólnych izolatów bakteryjnych i ich wzorca antybiograficznego u pacjentów z zapaleniem ucha środkowego w gardle uszu oraz w klinikach immunosupresyjnych w MNRH.

1.3.2 Cele szczegółowe

- Ustalenie proporcji wieku i płci, które są podatne na zapalenie ucha środkowego.
- Ustalenie częstości występowania bakteryjnego zapalenia ucha środkowego.
- Ustalenie najczęstszego patogenu bakteryjnego w zapaleniu ucha środkowego.
- Zróbcie antybiogram wyizolowanych patogenów.

1.4 Znaczenie badania

Wiedza na temat częstości występowania, charakteru i rodzaju organizmów dyskryminowanych w różnych formach zapalenia ucha środkowego ma pomóc w doborze rodzaju i czasu trwania terapii, tak aby zmniejszyć częstość nawrotów i aby leczenie było automatycznie skuteczne. Ponadto, znany będzie nowy trend w profilach antybiograficznych bakterii zapalenia ucha środkowego w Narodowym Szpitalu Skierowań Mbarara.

Uzyskany wynik zostanie wykorzystany do skutecznego leczenia i poprawy jakości zdrowia pacjentów, a także poprawy polityki antybiotykowej w szpitalu.

ROZDZIAŁ 2

2.1 PRZEGLĄD LITERATURY

Zapalenie ucha środkowego (Otitis media) ma wiele stopni nasilenia, a do każdej z nich używa się różnych nazw, w tym ostre zapalenie ucha środkowego, zapalenie ucha środkowego z wysiękiem, zwane także zapaleniem ucha środkowego surowiczego lub wydzielinowego oraz przewlekłe ropne zapalenie ucha środkowego (www.wekipedia.com, dostęp: 5 lutego 2011 r., godz. 1:23).

Otitis media charakteryzuje się wczesną ostrą fazą, z zasadniczo odwracalnymi zmianami patologicznymi błony śluzowej i kości, która kontynuuje się do późnej fazy przewlekłej z dobrze ugruntowaną, uciążliwą chorobą śluzówkowo-ostaciową. Nawracające epizody zmian skórnych i śluzówkowych charakteryzują się osteonogenezą, nadżerkami kości i zapaleniem kości, które obejmują kość skroniową i kostną. Następnie dochodzi do zniszczenia układu kostnego i/lub ankylozy, które wraz z perforacją tympaniową przyczyniają się do utraty słuchu. (www.who.com dostępny w dniach 19 lipca-2011 r. o godz. 16:50)

2.1.0 OSTRE ZAPALENIE UCHA ŚRODKOWEGO

Ostre zapalenie ucha środkowego (AOM) jest zapaleniem wywoływanym przez bakterie, które dostają się do ucha środkowego z płynu uwięzionego w rurce Eustachiasza. Jest zator w uszach i być może lekki dyskomfort i popping. Ucho środkowe, które normalnie jest sterylne, zostaje zanieczyszczone bakteriami, ropą, co prowadzi do wzrostu ciśnienia w uchu środkowym. W tym momencie człowiek ma klasyczny "ból ucha", ból, który jest bardziej dotkliwy i ciągły i często towarzyszy mu gorączka 39 °C. Przypadki bakteryjne mogą prowadzić do perforacji bębenka usznego, zakażenia przestrzeni sutkowej (mastoiditis), a w bardzo rzadkich przypadkach do dalszego rozprzestrzeniania się zapalenia opon mózgowych.

Faza pierwsza - wysiękowe zapalenie trwające 1-2 dni, gorączka, rygory, meningizm (sporadycznie u dzieci), silny ból (gorzej w nocy), stłumiony hałas w uchu, głuchota, wrażliwy wyrostek sutkowy, dzwonienie w uszach (szumy uszne)

Druga faza - opór i demarkacja trwająca 3-8 dni, wysięk z Pusu i ucha środkowego spontanicznie, po czym ból i gorączka zaczynają się zmniejszać. Fazę tę można skrócić za pomocą terapii miejscowej.

Faza trzecia - faza zdrowienia trwająca 2-4 tygodnie, wysycha wydzielina słuchowa i słuch staje się normalny. Około dwóch trzecich dzieci będzie miało co najmniej jeden atak ostrego zapalenia ucha środkowego w wieku 3 lat, a jedna trzecia z tych dzieci będzie miała co najmniej 3 epizody. Chłopcy są bardziej narażeni na infekcje niż dziewczynki. Ostre zapalenie ucha środkowego zazwyczaj dotyka dzieci w wieku 6-18 miesięcy. Im wcześniej dziecko ma pierwszą infekcję ucha, tym większa jest jego podatność na nawracające epizody (np. 3 lub więcej epizodów w ciągu 6 miesięcy). dostępne 5 lutego 2011 r. o godz. 1:23).

S. pneumonia (35%) i *H .influenza* (20%) są najczęstszymi bakteriami w wysiękach z ucha środkowego w ostrym zapaleniu ucha środkowego. Większość zakażeń *grypą H. jest spowodowana przez* szczepy niezdolne do zakażenia. U dzieci zakażenie *grypą H. typu b* (10%) może powodować poważną toksyczność układową i być związane z zapaleniem opon mózgowych. Inne powszechne bakterie to *M. catarrhalis*, *Streptococcus* grupy *A* i *Staphylococcus* powodują ostre zapalenie ucha środkowego. Wirusy syncylia oddechowa i grypa należą do najczęstszych czynników obciążających. Leczenie ostrego zapalenia ucha środkowego obejmuje stosowanie antybiotyków takich jak amoksycylina klawulanowa (Augumentin), trimetoprim-sulfometoksazol (septrin) (Wilson *i in.* , 1991).

2.1.1 PATOGENEZA

Ostre zapalenie ucha środkowego zazwyczaj następuje po przeziębieniu, po kilku dniach dusznego nosa, ucho angażuje się i może powodować silny ból. Ból zazwyczaj ustąpi w ciągu dnia lub dwóch, ale może trwać ponad tydzień. Czasami bębenek uszny pęka, wydzielając ropę z ucha, ale pęknięty bębenek zazwyczaj szybko się goi. (www.wekipedia.com dostępne 5 lutego 2011 r. o godz. 1:23).

Na poziomie anatomicznym, typowa progresja ostrego zapalenia ucha środkowego występuje w następujący sposób: tkanki otaczające przewód Eustachiasza obrzęk spowodowany infekcją górnych dróg oddechowych, alergią lub dysfunkcją przewodów. Rurka Eustachiasza pozostaje zablokowana przez większość czasu. Powietrze obecne w uchu środkowym jest powoli wchłaniane do otaczających je tkanek. Silne podciśnienie tworzy podciśnienie w uchu środkowym, a w końcu próżnia osiąga punkt, w którym w uchu środkowym gromadzi się płyn z otaczających tkanek. Jest to postrzegane jako przejście od tympanogramu typu A do typu C do tympanogramu typu B. Płyn może zostać zainfekowany. Stwierdzono, że uśpione bakterie znajdujące się za błoną bębenkową (błoną bębenkową) rozmnażają się w idealnych warunkach, infekując płyn w uchu środkowym. (www.wekipedia.com dostępne 5 lutego 2011 r. o godz. 1:23).

2.1.2 ZAPALENIE UCHA ŚRODKOWEGO Z WYSIĘKIEM (OM)

Zapalenie ucha środkowego nazywane również zapaleniem ucha surowiczego lub wydzielniczego to po prostu zbiór płynu, który powstaje w przestrzeni ucha środkowego w wyniku podciśnienia wytworzonego przez zmienioną funkcję rurki Eustachiasza. Może on poprzedzać i/lub następować po ostrym bakteryjnym zapaleniu ucha środkowego. Płyn w uchu środkowym czasami powoduje przewodzeniowy ubytek słuchu, ale tylko wtedy, gdy zakłóca on normalne wibracje błony bębenkowej przez fale dźwiękowe. W ciągu tygodni i miesięcy płyn w uchu środkowym może stać się bardzo gęsty i kleisty (stąd nazwa "ucho klejone"), co zwiększa prawdopodobieństwo spowodowania przez niego przewodzeniowego uszkodzenia słuchu. (www.wekipedia.com dostępna 6 lutego 2011 r. o godz. 1:49).

Płyn jest sterylny, często gęsty i nieustępliwy. Ze względu na zastój płynu w uchu środkowym istnieje czynnik predysponujący do ostrego ropnego zapalenia ucha środkowego z powodu wtórnej infekcji bakteryjnej (Steven, 1995).

Serous otitis media z przewlekłym wysiękiem jest główną przyczyną ubytku słuchu u dzieci, a czasami także u dorosłych. Badanie otoskopowe wykaże cofniętą błonę bębenkową związaną z płynem w jamie ucha środkowego. Terapię można podzielić na konserwację i podejście chirurgiczne. Dekongestanty i antyhistaminy są zalecane w leczeniu wysięków serologicznych, chociaż ich przydatność nie została udowodniona. Stosowano glikokortykoidy i antybiotyki, a także mechaniczną insuflację przez rurkę eustachijską (upolitycznienie). Kontrola czynników predysponujących jest również wskazana, że jest to leczenie alergii, infekcji nosa lub przewlekłego zakażenia zatok przynosowych czasami użycie rurki wentylacyjnej jest wymagane d do leczenia przewlekłego wysięku w uchu środkowym z lub bez infekcji. Zapewnia to drenaż dla potencjalnie zainfekowanego ucha środkowego i poprawia przewodzeniowy ubytek słuchu spowodowany nagromadzeniem się płynu surowiczego w uchu środkowym. (Wilson *i in.* , 1991)

2.1.3 PRZEWLEKŁE ROPNE ZAPALENIE UCHA ŚRODKOWEGO

Wiąże się to z perforacją (otworem) w błonie bębenkowej i aktywną infekcją bakteryjną w przestrzeni ucha środkowego przez kilka tygodni lub dłużej. Ropa może być na tyle duża, że odprowadza ją na zewnątrz ucha (otorrhea), lub purulencja może być na tyle mała, że można ją zobaczyć tylko podczas badania pod mikroskopem lornetkowym. Choroba ta występuje znacznie częściej u osób o słabej wydolności rurek Eustachiańskich. Upośledzenie słuchu często towarzyszy tej chorobie. (www.wekipedia.com dostępne 5 lutego 2011 r. o godz. 1:23).

Powtarzający się przewlekły stan zapalny ucha środkowego jest ważną przyczyną przewlekłego bólu ucha, głuchoty i uporczywej wydzieliny z zewnętrznego przewodu słuchowego. Występuje zwykle u osób z uporczywą, nie gojącą się perforacją bębenka. Przewlekłe ropne zapalenie ucha środkowego dzieli się zazwyczaj na dwie szerokie grupy:

Choroba tubotympaniczna, w której perforacja znajduje się w pars tensa bębenka usznego, a wydzielina jest zwykle obfita i śluzopurulentna. Wyściółka błony śluzowej ucha środkowego ulega przewlekłemu zapaleniu z ciężkim naciekiem limfocytów i komórek osocza, co prowadzi do pogrubienia i powstania zapalnej tkanki ziarninującej, często w postaci przewlekłych zapalnych polipów ziarninujących. Te zapalne masy mogą wystawać przez perforowaną błonę tympaniową, a duże polipy mogą występować nawet przy zewnętrznym słuchowym mięsie. Tak więc niektóre przewlekłe polipy zapalne zawierają duże ilości rozpadlinopodobnych kryształów estrów cholesterolu, często otoczonych przez obcy. Źródło cholesterolu nie jest znane, ale może pochodzić od krwinek czerwonych.

Choroba attykoantralna, w której perforacja znajduje się w bębenku usznym w okolicy strychu i jest zwykle związana z rozwojem pęcherzyka żółciowego. Choroba attykoantralna wiąże się również z wyższym ryzykiem wystąpienia poważnych powikłań, na przykład ropnia mózgu i innych infekcji wewnątrzczaszkowych. (Steven, 2000)

W przewlekłym ropnym zapaleniu ucha środkowego bakterie mogą być tlenowe (np. *Pseudomonas aeruginosa, Escherichia coli, S. aureus, Streptococcus piogenes, Proteus mirabilis, Klebsiella* species) lub beztlenowe (np. Bacteroides, Peptostreptococcus, Proprionibacterium). Bakterie te występują rzadko w skórze kanału zewnętrznego, ale mogą rozmnażać się w obecności urazów, stanów zapalnych, ran lub wysokiej wilgotności. Bakterie te mogą następnie dostać się do ucha środkowego przez przewlekłą perforację. Wśród tych bakterii *P. aeruginosa ponosi* szczególną winę za głęboko osadzone i postępujące niszczenie struktur ucha środkowego i sutkowatych przez jego toksyny i enzymy. (www.who.com dostępny w dniach 19 lipca-2011 r. o godz. 16:50)

Przewlekłe ropne zapalenie ucha środkowego powoduje przewlekłe zapalenie gruczołu sutkowego w wyniku przyległego rozsiania. Erozja ścian ucha środkowego i jamy sutkowej, która jest rzadkością, prowadzi do odsłonięcia nerwu twarzowego, żarówki szyjnej, zatoki bocznej, labiryntu błoniastego i dwunastnicy płata skroniowego. To z kolei prowadzi do takich powikłań jak paraliż nerwu twarzowego, zakrzepica zatok bocznych, zapalenie labiryntu, zapalenie opon mózgowych i ropień mózgu. Sąsiedzkie lub hematogeniczne rozprzestrzenianie się infekcji do mózgu powoduje podobne, trwale inwalidujące i potencjalnie śmiertelne powikłania. (www.who.com dostępny w dniach 19 lipca-2011 r. o godz. 16:50)

2.2 EPIDEMIOLOGIA

W Stanach Zjednoczonych Otitis media jest drugim co do częstości występowania rozpoznaniem dokonywanym przez pediatrów podczas wizyt chorych. Około 30-60% dzieci miało co najmniej jeden domniemany epizod ostrego zapalenia ucha środkowego w wieku 1 lat, a 10-20% miało trzy lub więcej. Wśród dzieci badanych w regularnych odstępach czasu przez rok od 50% do 60% osób uczęszczających do placówek opiekuńczo-wychowawczych i 25% dzieci w wieku szkolnym w pewnym momencie w okresie badania stwierdzono obecność wysięku w uchu środkowym, przy czym szczytową częstość występowania stwierdzono w miesiącach zimowych. (www.pediatric.com dostępny w dniu 17 maja 2011 r. o 20:00)

Około 80% z nich miało co najmniej jeden epizod w wieku 3 lat. W odniesieniu do zapalenia ucha środkowego z wysiękiem, około 80-90% będzie miało co najmniej jeden epizod albo ostrego zapalenia ucha środkowego, albo bezobjawowego wysięku w pierwszym roku życia. (Bluestone *i inni*, 1995)

Choroba zapalna ucha występuje u nawet 80% pacjentów z zespołem nabytego niedoboru odporności. Dzieci z Zespołem Nabytego Niedoboru Odporności mają wyższą specyficzną dla wieku częstość występowania ostrego zapalenia ucha środkowego w porównaniu z dziećmi niezarażonymi. (Michael, 1998)

Dzieci mogą być podzielone na trzy grupy w zależności od występowania ostrego zapalenia ucha środkowego. Jedna grupa jest wolna od zapalenia ucha, druga grupa może mieć sporadyczne epizody zapalenia ucha środkowego zwykle związane z zakażeniem górnych dróg oddechowych, a kolejna grupa jest "0titis prone" z powtarzającymi się epizodami ostrych zakażeń ucha środkowego. (James, 1994)

Do trzeciego roku życia ponad dwie trzecie dzieci miało jeden lub więcej epizodów ostrego zapalenia ucha środkowego, a jedna trzecia dzieci miała jeden lub więcej epizodów. Najwyższa częstość występowania ostrego zapalenia ucha środkowego występuje u niemowląt między 6 a 24 miesiącem życia, a następnie częstość występowania zapalenia ucha środkowego spada wraz z wiekiem, z wyjątkiem ograniczonego odwrócenia tendencji spadkowej między 5 a 6 rokiem życia, czyli czasem rozpoczęcia nauki w szkole. Chociaż częstość występowania ostrego zapalenia ucha środkowego jest ograniczona u osób dorosłych, badanie przeprowadzone według krajowego wskaźnika chorobowego i terapeutycznego wykazało, że dorośli odwiedzają prawie cztery miliony osób rocznie u prywatnego lekarza w związku z infekcją ucha środkowego, inne cechy istotne w epidemiologii choroby obejmują fakt, że mężczyźni są dotknięci tą chorobą częściej niż kobiety, zwiększoną częstość występowania w okresach infekcji wirusowej zimą i wiosną w porównaniu z latem i jesienią. (James, 1994)

Czas i wiek pierwszego epizodu ostrego zapalenia ucha środkowego wydają się być potężnymi predyktorami nawracającego ostrego zapalenia ucha środkowego. Większość dzieci, które mają ciężkie i nawracające ostre zapalenie ucha środkowego, ma epizody we wczesnym okresie życia. Wczesny początek infekcji wskazuje na ryzyko kłamliwego upośledzenia anatomicznego lub fizjologicznego. Wprowadzenie niemowląt do dużej grupy opieki dziennej zwiększa częstość występowania infekcji układu oddechowego, w tym zapalenia ucha środkowego. Odzwierciedleniem zwiększonego doświadczenia z chorobą ucha środkowego jest fakt, że 21% dzieci w przedszkolu otrzymało myringotomię i umieszczenie rurki do drugiego roku życia, w porównaniu z 3% dzieci w domu. Bierne palenie wpływa na czynność płuc u dzieci i zwiększa częstość występowania nowych epizodów zapalenia ucha środkowego z wysiękiem oraz czas trwania wysięku, w ostatnim badaniu przeprowadzonym przez Etzel i współpracowników, narażenie na dym tytoniowy zostało zidentyfikowane poprzez zastosowanie markera biomedycznego, stężenie kotyniny w surowicy. (James, 1994)

Większość dzieci nie ma oczywistych wad odpowiedzialnych za ciężkie i nawracające ostre zapalenie ucha środkowego, ale u niewielkiej liczby pojawiają się zmiany anatomiczne (rozszczep podniebienia, rozszczep podśluzówkowy), zmiana normalnej fizjologicznej głuchoty (patulous eustachian tube) lub wrodzone lub nabyte wady immunologiczne. (James, 1994)

Otitis Media z Effusion jest bardzo częste u dzieci w wieku od 6 miesięcy do 4 lat, przy czym około 90% dzieci ma Otitis Media z Effusion w pewnym momencie. Ponad 50% dzieci ma Otitis Media z Effusion przed 1 rokiem życia, a ponad 60% w wieku 2 lat w Stanach Zjednoczonych Ameryki (www.wekipedia.com dostęp 5 lutego 2011 r. o 1:23 rano).

Wśród krajów Azji Południowo-Wschodniej wskaźniki rozpowszechnienia w Tajlandii wahały się od 0,9 do 4,7%, podczas gdy w Indiach 7,8% jest wysokie. Były to ostatnie szacunki z badania szkół w Tamil Nadu i są one niższe niż poprzednie szacunki, które wynosiły od 16% do 34%. (www.who.com dostępny w dniach 19 lipca-2011 r. o godz. 16:20)

Among Western Pacific countries, the prevalence rates clustered at the low end (2.5-4.2%) for Vietnam, Republic of Korea and Malaysia, and tended to be higher among the racially different Southern Pacific group of countries where high perforation rates ranged from 2.2-8.3% among Guamanians to 10.6% among Belau children. Biali Australijczycy mieli wysokie wskaźniki (3-7%). (www.who.com dostępny w dniach 19 lipca-2011 r. o godz. 16:20)

Częstość występowania przewlekłego zapalenia ucha środkowego w krajach afrykańskich jest wyraźnie podobna do siebie i wynosi od 0,4% do 4,2% u dzieci w wieku szkolnym. Wskaźniki perforacji wahały się od 0,4% do 2,8%, a wskaźniki otorrhoea od 0,4% do 3,6%. Tak więc częstość występowania przewlekłego ropnego zapalenia ucha środkowego w Afryce Subsaharyjskiej waha się od 0,4% do 4,2% niezależnie od definicji. Częstość występowania przewlekłego zapalenia ucha środkowego uzyskana w dwóch największych badaniach ankietowych (Kenia i Gambia) wahała się od 0,6% do 1,1% i była bardzo podobna do częstości występowania otorrhoea w Republice Południowej Afryki, Nigerii i Kenii. (www.who.com dostępny w dniach 19 lipca-2011 r. o godz. 16:20)

W badaniu środowiskowym, które zostało przeprowadzone w Ugandzie, perforacja występowała u 0,4% do 33,3% dzieci i młodzieży; otorrhea występowała u 0,4% do 6,1%. W badaniach szkolnych perforację wykryto u 1,3% do 6,24% uczniów, a otorrute u 0,6% do 4,4%. Otorryszczka i perforacja są objawami chronicznego ropnego zapalenia ucha środkowego. (www.pediatric.com dostępny od 17 maja 2011 r. o 20:00)

Badania przeprowadzono na Uniwersytecie w Kufa, a ich wyniki wykazały, że dominującymi patogenami były *Staphylococcus epidermidis* (30%), a następnie *Staphylococcus aureus (*20%), *Pseudomonas aeruginosa* (18%), *Proteus mirabilis* (8%) i *Proteus vulgaris* (4%). Wzór wrażliwości na środki przeciwdrobnoustrojowe wykazał, że *Staphylococcus epidermidis, Staphylococcus aureus, Pseudomonas aeruginosa, Proteus mirabilis i Proteus vulgaris* były oporne na cefalotynę i karbencillinę (www.win2pdf.com, dostęp: 19-april-2011, godz. 18:25).

Podobne badanie zostało przeprowadzone w kompleksie Uniwersyteckiego Szpitala Dydaktycznego Obafemi Awolowo, a jego wyniki wykazały, że najwięcej *Pseudomonas aeruginasa* (38,5%), *Staphylococcus aureus* (30,8%), *Proteus mirabilis (*15,4%), *Klebsiella species* (9,6%) i *Escherichia coli* (3,8%). 76,9% przypadków wystąpiło u dzieci w wieku 0-14 lat, a 23,1% w starszym wieku. Test wrażliwości na antybiotyki in-vitro wykazał, że izolaty były bardziej wrażliwe na gentamycynę (33,3%-100%) iloxacin (25%-100%) niż na inne badane leki. (www.ajol.info/journals/ajem dostępny na 19-april 2011 o 18:59).

2.3 ROZWÓJ ODPORNOŚCI BAKTERYJNEJ

2.3.0 PODSTAWA NOŚNOŚCI

Wielką zasadą oporności na środki przeciwdrobnoustrojowe jest "Przetrwanie najsprawniejszego". Środki antybakteryjne zabijają podatne bakterie, ale oporne organizmy przeżywają, by zarazić innych pacjentów. Jednocześnie postęp w medycynie powiększa pulę pacjentów, którzy są tak osłabieni immunologicznie, że są podatni na infekcje przez organizmy, które historycznie były nieszkodliwe, ale które są zdolne do rozwijania odporności. Odporność może powstać w wyniku mutacji, transferu genów lub wyboru gatunków z natury odpornych. Znaczenie tych procesów różni się w zależności od organizmu, środka przeciwdrobnoustrojowego i otoczenia klinicznego. (www.advisorybodies.doh.gov dostępny w dniu 17 maja 2011 r. o godz. 12:39)

2.3.1 MUTACJA

Mutacje są spontanicznymi zmianami genetycznymi, powstającymi w sposób przypadkowy. Mogą one przyznawać
opór ze strony różnych mechanizmów:
i) Zwiększające się niszczenie środka przeciwdrobnoustrojowego poprzez inaktywację środka, zanim dotrze on do tego celu. Robi się to zazwyczaj przy użyciu enzymów.
ii) Zmniejszenie wchłaniania leków (tj. jeśli komórka bakteryjna staje się nieprzepuszczalna, tak że cel nie może zostać osiągnięty)
iii) Zwiększanie wydalania leków (tj. jeśli komórka nabywa zdolność do wypompowywania antybiotyku)
iv) Zmiana miejsca docelowego środka przeciwdrobnoustrojowego, tak aby nie był on już rozpoznawany przez środek antybakteryjny.
v) Aktywowanie alternatywnej drogi metabolicznej omijającej miejsce działania środka antybakteryjnego.

Bakterie mogą dzielić się raz na 20-30 minut, tak że w ciągu nocy jedna komórka może dać miliard. Gdy pojawi się odporny mutant, może on szybko stać się dominującą populacją bakterii. W najgorszym przypadku w terapii można wybrać oporne mutanty, powodujące niepowodzenie leczenia u danego pacjenta. Niektóre leki wybierają oporne mutanty z większości gatunków, inne robią to dla konkretnych patogenów. (www.advisorybodies.doh.gov dostępny w dniu 17 maja 2011 r. o godz. 12:39)

2.3.3 TRANSFER GENU

Bakterie mogą wymieniać informacje genetyczne (kwas dezoksyrybonukleinowy) za pomocą kilku mechanizmów. Co najważniejsze, plazmidy - pętle kwasu dezoksyrybonukleinowego oddzielone od chromosomu - mogą przenosić geny odporności i mogą przenosić się z komórki do komórki. W obrębie plazmidów geny oporności mogą leżeć na transpozonach, które są lepkimi odcinkami DNA, które mogą przeskakiwać z plazmidu do plazmidu i do chromosomu, zwiększając ich rozprzestrzenianie. Poszczególne plazmidy mogą przenosić geny oporności, w tym kodujące enzymy aktywujące agendy przeciwdrobnoustrojowe, enzymy modyfikujące lub omijające oraz pompy wypływowe leków. dostępny w dniu 17 maja 2011 r. o godz. 12:39)

Jeden z przykładów służy do pokazania konsekwencji oporu wywołanego przez plazmid. Pierwsza penicylina o szerokim spektrum działania (ampicylina) została wprowadzona w 1963 roku i początkowo wykazywała dobrą aktywność wobec większości bakterii Gram-ujemnych, w tym *Escherichia coli* i *Haemophilus influenzae.* W 1965 r. stwierdzono jednak, że *Escherichia coli* oporna na ampicylinę ma enzym degradacji ampicyliny o działaniu plazmidowym, zwany "TEM-1 ß-laktamazą". W ciągu kolejnych 33 lat enzym ten rozprzestrzenił się do 40-60% izolatów *Escherichia coli* i blisko spokrewnionych gatunków, a także dotarł do *Haemophilus influenzae,* gdzie obecnie występuje w 5-15% izolatów brytyjskich i 30-50% tych z Europy Południowej i Azji Południowo-Wschodniej. Początki oporności na działanie plazmidu są niejasne. Plazmidy istniały zanim człowiek zastosował klinicznie środki przeciwdrobnoustrojowe i mogły kiedyś zakodować głównie cechy metaboliczne. Pod ogromną presją selekcyjną plazmidy od tego czasu rekrutują geny oporności ze źródeł chromosomalnych, w tym bakterie produkujące antybiotyki, które muszą chronić się przed ich produktami. Takie "ucieczki" są rzadkie, ale gdy gen jest na plazmidach, jego potencjał rozprzestrzeniania się jest ogromny. Oprócz plazmidów istnieją inne źródła "obcego" DNA. Geny oporności mogą wchodzić bezpośrednio do chromosomu bakteryjnego, być może przenoszonego przez bakteriofagi (wirusy zakażające bakterie). Kilka gatunków - *Streptococcus pneumoniae,* może wchłonąć DNA z martwych opornych komórek gatunków pokrewnych i wprowadzić je do własnych chromosomów. Powstałe w ten sposób "mozaikowe" geny mogą kodować produkty odporne na działanie leków. (www.advisorybodies.doh.gov dostępny w dniu 17 maja 2011 r. o godz. 12:39)

2.3.4 GATUNKI Z NATURY ODPORNE

Jest to problem głównie w szpitalach, gdzie jest wielu pacjentów z chorobami podstawowymi, którzy są podatni na zakażenie bakteriami "oportunistycznymi". Jeśli środki antybakteryjne są skuteczne przeciwko jednemu gatunkowi, tworzy się niszę ekologiczną dla innych, które są bardziej odporne. Za zwiększonym stosowaniem w szpitalu cefalosporyny i chinolonów może leżeć wzrost enterokoków, które są naturalnie oporne na te leki. Konkurencja gatunkowa jest mniej istotna w społeczeństwie, gdzie większość zakażeń jest wywoływana przez klasyczne patogeny, a nie oportunistów; niemniej jednak, podobnie jak w szpitalach, chemioterapia przeciwdrobnoustrojowa może zaburzyć normalną florę bakteryjną, pozwalając na przerost niepożądanych bakterii (np. *Clostridium difficile*), drożdży i grzybów. Najczęstszym przykładem jest rozwój drozdów szczecianych po przebiegu antybiotykoterapii. (www.advisorybodies.doh.gov dostępny w dniu 17 maja 2011 r. o godz. 12:39)

Kiedy po raz pierwszy odkryto antybiotyki i pojawiła się penicylina, *Streptococcus pneumoniae* został opisany jako wyjątkowo wrażliwy na penicylinę z zaledwie 0,015 µg penicyliny potrzebnej do hamowania tego organizmu. W latach 60-tych i na początku 70-tych, kilka szczepów zostało opisanych jako nieco odporne na penicylinę, w tym niektóre szczepy z Papui Nowej Gwinei, które miały MIC do 0,25 µg \ml. Ponieważ nie były one szczególnie powszechne, wzbudzały wówczas niewielkie zainteresowanie.

W 1977 r. dwie grupy w RPA zaczęły jednak znajdować *S.pneumoniae* z MIC w zakresie 2-8µg/ml. Szczepy te były nie tylko wysoce odporne na penicylinę, ale również na chloramfenikol, trimetoprim-Sulfametoksazol, makrolid i lincosamidy. Badanie tych wielolekoopornych *S.pneumoniae* wykazało również, że wraz ze wzrostem MIC dla penicyliny, wzrasta on proporcjonalnie również dla wszystkich innych antybiotyków ß-laktamowych, w tym cefalosporyny i karbapenemu.(Collier *i inni*, 2003)

ROZDZIAŁ 3

3.0 METODOLOGIA

Podaje to szczegóły dotyczące planu badań, obszaru badań, czasu trwania badań, kryteriów wyboru, zakresu geograficznego, zbierania próbek, przetwarzania, analizy, pobierania próbek, szacowania wielkości próbek, zbierania i analizy danych, zapewnienia jakości, względów etycznych i rozpowszechniania wyników.

3.1 Projekt studium

Było to badanie przekrojowe i demograficzne wykonane na wszystkich wymazach słuchowych pobranych od wszystkich osób wykazujących jakikolwiek objaw (s) zapalenia ucha środkowego.

3.2 Obszar badań

Badanie zostało przeprowadzone w klinice Ear Nose Throat i w klinice immunosupresyjnej Narodowego Szpitala Skierowań w Mbararze pod Oddziałem Laboratoryjnych Nauk Medycznych Wydziału Medycznego. Szpital znajduje się w gminie Mbarara w zachodniej części Ugandy.

3.3 Czas trwania badania:

Badanie zostało przeprowadzone w okresie od lutego 2012 r. do kwietnia 2012 r.

3.4.0 Kryteria wyboru

3.4.1 Kryteria włączenia

Wszyscy pacjenci, u których tymczasowo zdiagnozowano zapalenie ucha środkowego w klinice Ear Nose Throat clinic i Immunosupress clinic of Mbarara National Referral Hospital, a także próbki przesłane do laboratorium mikrobiologicznego Mbarara National Referral Hospital. Badaniem objęto wszystkie osoby z dowolnej grupy wiekowej, prezentujące płeć z przypadkami zapalenia ucha środkowego.

Zapisano do badania pacjenta, który wyraził zgodę na udział w badaniu.

3.4.2 Kryteria wyłączenia obejmują

- Pacjenci, którzy nie wyrazili zgody.
- Do badania nie włączono pacjentów, u których nie rozpoznano zapalenia ucha środkowego.

3.5 Badanie zmiennych

Badane zmienne obejmowały płeć, wiek, antybiogram oraz izolaty bakteryjne.

3.7 Pobieranie próbek i szacowanie wielkości próby

Pobieranie próbek odbywało się za pomocą dogodnej metody pobierania próbek niepoprawnych.

Wielkość próby została obliczona przy użyciu poniższego wzoru standardowego (Dahiru *i in.*, 2006) dla badań rozpowszechnienia.

$$N = \frac{P(1-P)\ Z2}{d2}$$

Gdzie N = liczba osobników w próbie, P = szacowana częstość występowania w populacji (P=0,10, WHO), Z = odbicie pożądanego poziomu ufności odpowiadającego 95 % przedziału ufności (1,96) oraz d = margines lub błąd (przyjmuje się, że +/-0,05).

$N= 0.10(1-0.10)\ (1.96)^{2/0}.052.$

Dlatego zastępując te wartości otrzymujemy próbkę o wielkości 138 osobników, ale tylko 70 osobników otrzymano z powodu niskiej frekwencji pacjentów.

3.6 Pobieranie, przetwarzanie i analiza próbek

Przed pobraniem próbki ucho zewnętrzne zostało oczyszczone sterylnymi wacikami bawełnianymi zwilżonymi sterylną solą fizjologiczną, a następnie pobrano wacik. Wszystkie próbki zostały zaszczepione na płytkach z krwią Agar (BA), Agar Czekoladowy (CA) i MacConkey Agar (MCA) zanim na czystych szkiełkach mikroskopowych wykonano rozmazy do barwienia Grama.

Jakość pożywki była kontrolowana przez nocną inkubację w 37oC i badana pod kątem ewentualnych zanieczyszczeń. Podłoże wolne od wszelkich zanieczyszczeń suszono w temperaturze 37oC, aż do momentu, gdy na jego powierzchni nie było wody ruchomej (wilgoci). Przed zaszczepieniem płytki z nośnikami zostały podzielone na 2 części, a każda z nich została oznaczona odpowiednim numerem z wacika.

Płytki Agaru Krwi i MacConkey'a były inkubowane tlenowo do góry nogami w temperaturze 37oC przez 24 godziny, podczas gdy płytki CA były inkubowane poniżej 5%CO_2 w temperaturze 37oC przez 24 godziny. Izolaty bakteryjne były badane makroskopowo, mikroskopowo i biochemicznie w celu ich identyfikacji.

Makroskopowo bakterie zostały zidentyfikowane na podstawie ich morfologicznego i kolonialnego wyglądu na podłożach, czyli: wielkość, kształt, kolor, zmiany na podłożach takie jak: beta-hemoliza, fermentacja laktozy lub nielaktozy, uniesione, płaskie, całe lub ząbkowane krawędzie.

Z pierwotnych szczepień pobierano kolonie i sporządzano wymazy do barwienia Grama, pozostawiano do wyschnięcia i utrwalania delikatnym ciepłem, następnie zalewano je fioletową plamą krystaliczną na jedną (1) minutę, plamę wypłukiwano czystą wodą, nadmiar wody zmywał i wymazy zalewano jodem lugolowym na jedną (1) minutę, następnie płukano, szybko odbarwiano alkoholem acetonowym na kilka sekund, natychmiast płukano czystą wodą.

Wymazy były zalewane neutralną czerwoną plamą przez 2 (dwie) minuty, spłukiwane czystą wodą, tył slajdu był wycierany i umieszczany na stojaku, aby wymazy wysychały na powietrzu. Wymaz został zbadany mikroskopowo; najpierw za pomocą obiektywu x40, aby sprawdzić barwienie i zobaczyć rozmieszczenie materiałów, a następnie za pomocą obiektywu zanurzeniowego oleju(x100), aby zgłosić obecność bakterii.

Wyniki:

Bakterie Gram-dodatnie........................... Ciemnofioletowe

Komórki drożdżowe ....Ciemnofioletowe.

Bakterie ....Gram ujemne... Od bladych do ciemnoczerwonych

Wymagania dotyczące badania wrażliwości na antybiotyki zmodyfikowaną metodą kirby-bauera były następujące;

-Muller Hinton agar (agar z krwi lub agar czekoladowy dla organizmów szybko żyjących).

-W zależności od wyizolowanych patogenów dobrano krążki antymiotyczne.

-Zaburzenia izolatów bakteryjnych zostały porównane z normą McFarlanda 0,5

-Kontroluj organizm.

Staphylococcus aureus ATCC 25923 (dla gram-dodatnich bakterii kontrolnych)

Escherichia coli ATCC25922 (dla gramów ujemnych bakterii kontrolnych)

Pseudomonas aeruginosa ATCC27853 (izolaty Pseudomonas)

Metoda

Za pomocą sterylnej pętli drucianej pobierano izolaty i emulgowano je w 3 ml sterylnego roztworu soli fizjologicznej lub bulionu odżywczego.

Zmętnienie zawieszenia zostało porównane do standardu McFarlanda 0,5.

Za pomocą sterylnego wacika zaszczepiono płytkę agaru Muller Hinton, a następnie równomiernie rozprowadzono wacik na powierzchni podłoża, aby zapewnić równomierne rozprowadzenie. Płytki zostały pozostawione do wyschnięcia na powietrzu na 5 minut przed umieszczeniem krążków z antybiotykami na agarze.

Płyty zostały umieszczone w odległości 15 mm od krawędzi płyty i nie bliżej niż około 25 mm od płyty do płyty, nie więcej niż 6 płyt (płyta 90 mm).

Każda tarcza została lekko dociśnięta, aby zapewnić jej kontakt z agarami. W ciągu 30 minut od nałożenia krążków, płytki zostały odwrócone i inkubowane tlenowo w temperaturze 350C przez 16-18 godzin. Po nocnej inkubacji płytki kontrolne i testowe zostały zbadane w celu upewnienia się, że wzrost jest zbieżny. Używając linijki na spodniej stronie płytki, zmierzono średnicę każdej strefy inhibicji w milimetrach.

Interpretacja strefy zahamowania

Wykorzystując wykres interpretacyjny, zinterpretowano wielkości stref każdego zastosowanego środka przeciwdrobnoustrojowego, zgłaszając organizm jako oporny, pośredni (umiarkowanie) lub podatny (wrażliwy).

Oporny: Patogen zgłoszony jako oporny oznacza, że zakażenie, które spowodował, nie zareagował na leczenie tym lekiem, na który jest oporny niezależnie od dawki lub zakażenia miejsca. Jeżeli promień badanego organizmu był mniejszy niż 3 mm, zgłoszono, że jest on odporny.

Pośredniozaawansowane : Patogen zgłaszany jako pośredni sugeruje, że infekcja, którą spowodował, prawdopodobnie reaguje na leczenie, gdy lek jest używany w większych dawkach niż normalnie lub gdy lek jest skoncentrowany w miejscu zakażenia, na przykład w uchu środkowym. Jeżeli promień badanych organizmów jest mniejszy niż 3 mm od tarczy kontrolnej, ale znajduje się w odległości większej niż 3 mm od niej, podaje się go jako pośredni.

Podatny: Patogen zgłaszany jako podatny sugeruje, że wywołane przez niego zakażenie prawdopodobnie reagowało na leczenie, gdy lek, na który był podatny, był stosowany w normalnych zalecanych dawkach i podawany odpowiednią drogą. Jeżeli promień badanego organizmu był większy niż, równy lub mniejszy o mniej niż 3 mm od promienia kontroli, został on uznany za wrażliwy.

3.7 Gromadzenie i analiza danych;

Kwalifikujący się uczestnicy zostali poproszeni o wypełnienie formularza zbierania danych lub zostali przepytani przez badacza, który wypełniał odpowiedzi. Te formularze zbierania danych dostarczyły informacji o wieku, płci, zawodzie i wiedzy pacjenta o chorobie. Wyniki uzyskane z badań laboratoryjnych próbek oraz formularz zbierania danych dostarczyły wymaganych danych

Zebrane dane zostały wprowadzone do komputera za pomocą programu Microsoft Excel oraz opakowań statystycznych dla pracowników nauk społecznych i odpowiednio przeanalizowane. Do dalszej ilustracji wyników wykorzystano wykresy słupkowe i kołowe.

3.8 Zapewnienie jakości

Podjęto szeroko zakrojone działania w celu zapewnienia wysokiej jakości rozmazów, kultury i wyników wrażliwości. Podsumowując, prowadzono ścisły monitoring jakości i ilości próbek, czasu tranzytu, przygotowania wymazu, barwienia, dekontaminacji, odczynników, sprzętu, kultury oraz przegląd wyników badań. Kalibracja wag została przeprowadzona w celu zapewnienia dokładnych pomiarów. Wykorzystane media kulturowe zostały aseptycznie przygotowane i inkubowane na noc w 370C. Pożywki wolne od zanieczyszczeń wykorzystywano do hodowli organizmów i ustalania wrażliwości na antybiotyki, inkubowano je w temperaturze 370C. Użyto odpowiednich szczepów kontrolnych organizmów, krążek został prawidłowo umieszczony na płytce, nie za blisko siebie lub obręczy płytki, zawierał odpowiednią ilość antybiotyku i był prawidłowo przechowywany oraz nie był używany po upływie terminu ważności. Inokulum organizmów testowych i kontrolnych zostało przygotowane w sposób aseptyczny. Aby zapewnić, że wzrost jest płynny (standard mętności był odnawiany co kilka miesięcy.) Temperatura inkubatora była regularnie sprawdzana w celu zapewnienia, że testy są inkubowane w 37oC. Strefy zahamowań zostały dokładnie zmierzone, a strefy o średnicy ze szczepami kontrolnymi mieściły się w granicach opublikowanych przez NCCLS.

3.9 Względy etyczne

Propozycja badań została przedłożona do zatwierdzenia Zakładowi Medycznych Nauk Laboratoryjnych (MLS) oraz Komisji Badawczej i Etycznej Wydziału Lekarskiego MUST.

Badanie rozpoczęło się dopiero po zatwierdzeniu obecnego wniosku przez Komisję Badań i Etyki Wydziału, Wydział MLS i Wydział Medyczny.

Badanie zostało przeprowadzone zgodnie ze standardowymi protokołami i wytycznymi.

Uprawnieni pacjenci objęci badaniem zostali poinformowani, a ci, którzy wyrazili zgodę, otrzymali do wypełnienia formularz zgody.

Wszystkie informacje zebrane w ramach badania zostały zakodowane przy użyciu liczb zamiast nazwisk w przypadkach dotyczących prywatności i bezpieczeństwa.

Informacje zebrane z badania były poufne i chronione przed innymi nieupoważnionymi osobami przez dział i mojego przełożonego.

Pacjenci biorący udział w badaniu byli chronieni przed szkodami, na przykład urazami.

Wyniki badań zostały udostępnione zainteresowanym lekarzom, aby pomóc w zarządzaniu pacjentami, oraz Klinice Medycznych Nauk Laboratoryjnych MUST.

3.10 Rozpowszechnianie wyników

Kopia wyników badań została złożona na ręce kierownika Zakładu Medycznych Nauk Laboratoryjnych (MUS) jako praca dyplomowa w celu uzyskania tytułu licencjata Medycznych Nauk Laboratoryjnych. Kopia wyników została przekazana podopiecznemu krajowego szpitala skierowań E.N.T i I.S.S. Mbarara w celu właściwego i wczesnego leczenia zapalenia ucha środkowego. Znaleziska były dostępne w bibliotece zasobów MUST, prezentowane na zorganizowanych konferencjach naukowych, a także publikowane w Uniwersyteckich Zeszytach Medycznych i wszelkich innych czasopismach naukowych. Wyniki zostały przedstawione na 8. dorocznej konferencji Uniwersytetu w Mbararze w sprawie rozpowszechniania wyników badań oraz na Ugandyjskim Stowarzyszeniu Technologii Laboratoriów Medycznych (UMLTA).

ROZDZIAŁ 4

4.0 WPROWADZENIE

W tym rozdziale wyniki badań przedstawione są w formie narracyjnej, z wykorzystaniem wykresów kołowych, wykresów słupkowych i tabeli

Z 70 przetworzonych wymazów z uszu, 63 reprezentujące 90% dały wzrost bakterii, podczas gdy 7(10%) nie wykazało wzrostu. Spośród 63 przyrostów, 2 (3,17%) wykazały mieszany wzrost bakterii. Częstość występowania patogenów w stosunku do płci wskazuje na stosunek mężczyzn do kobiet na poziomie 31:39. Więcej kobiet (54,3%) niż mężczyzn (47,7%), co oznacza brak istotności statystycznej.

Najbardziej dotknięta grupa wiekowa wynosiła 1-9 lat (małe dzieci), co stanowi 26 (37,1%), następnie 18 lat i więcej, co stanowi 22 (31,4%), 10-17 lat (młodzież) reprezentujących 21 (30%). Najmniej dotknięta grupą wiekową była grupa 1-11 miesięcy (niemowlęta) stanowiąca 1 (1,5%).

TABELA 1 PRZEDSTAWIA CZĘSTOŚĆ WYSTĘPOWANIA BAKTERYJNEGO ZAPALENIA UCHA ŚRODKOWEGO

Grupa wiekowa	Liczba klientów	Izolaty bakteryjne	Częstość występowania zapalenia ucha środkowego
1-11 miesięcy	1	1	100%
1-9 lat	26	23	88.5%
10-17 lat	21	20	95.2%
18 lat i więcej	22	21	95.4%
Ogólnie	70	65	92.9%

Częstość występowania bakteryjnego zapalenia ucha środkowego wśród pacjentów w grupach wiekowych 1-11 miesięcy, 18 lat i więcej, 10-17 lat i 1-9 lat wynosiła odpowiednio 100%,

95,4%, 95,2% i 88,5%. Ogólna częstość występowania bakteryjnego zapalenia ucha środkowego wynosiła 92,9% wśród pacjentów kliniki Ear Nose Throat i kliniki immunosupresyjnej między 14 lutego a 30 kwietnia 2012 roku, jak pokazuje tabela 1.

RYSUNEK 1 PRZEDSTAWIA ROZMIESZCZENIE IZOLATÓW BAKTERII POSPOLITYCH W OTITIS MEDIA

N=65

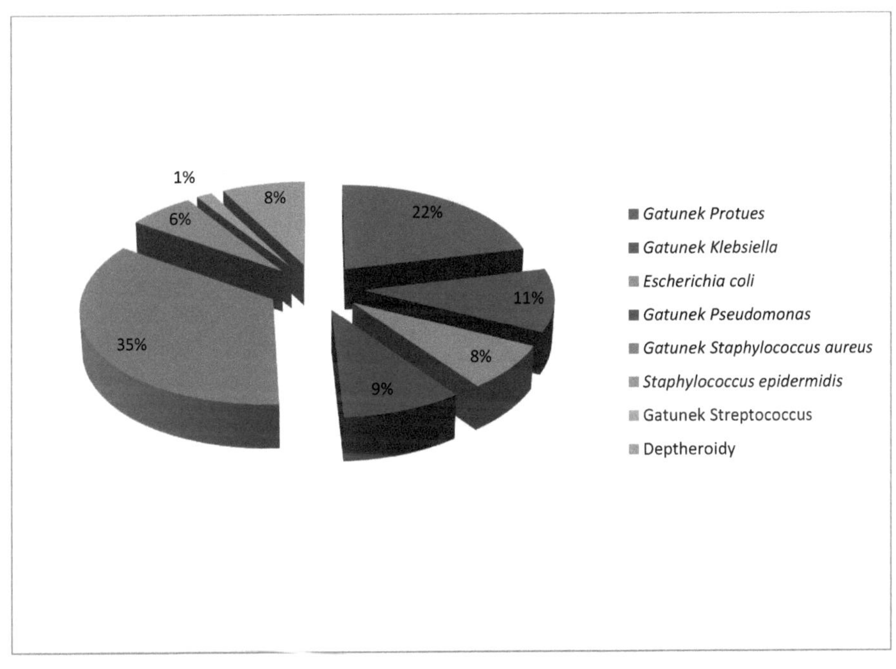

65 izolatów zarejestrowano z gronkowcem złocistym (*Staphylococcus aureus) o* najwyższym odsetku występowania 23 (35,4%), a najmniejszy z 1 (1,5%) z *gatunku Streptocococcus*. Inne

Rysunek 4 przedstawia wzór antybiogramu *Escherichia coli*

N=5

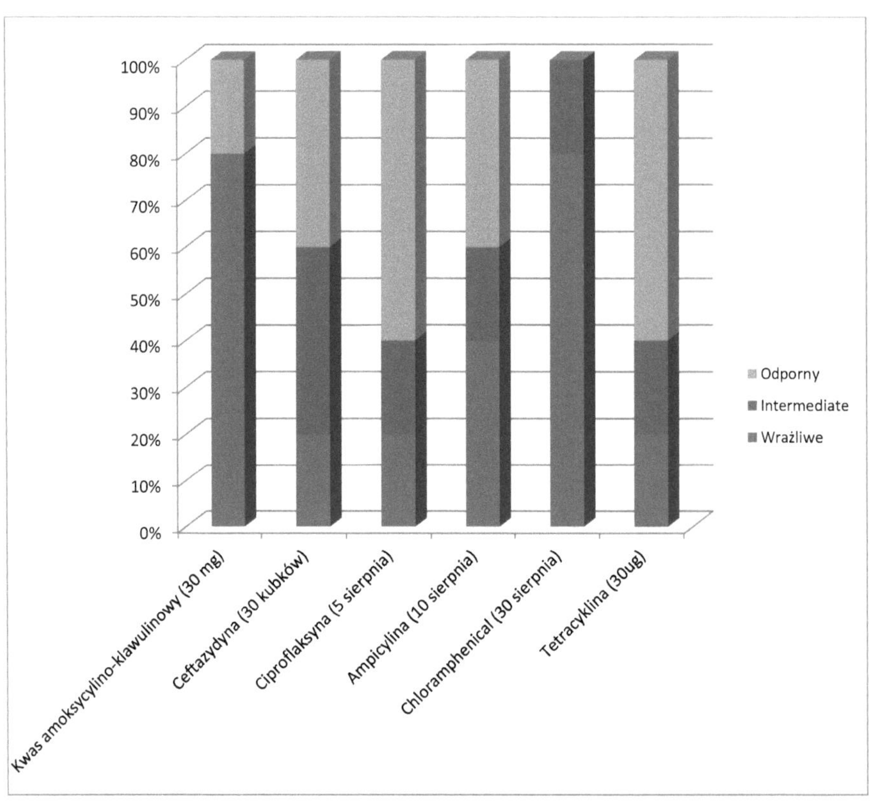

Esherichia coli wykazała wysoką wrażliwość na amoksycylinę kwasu klawulunowego i chloramfenikol z 80%, a następnie ampicylinę z 40%. Wykazał odporność na tetracyklinę i cyproflaksynę z 60%, następnie ceftazydynę, ampicylinę z 40%, a amoksycylinę kwas klawulunowy z 20% i wreszcie chloramfenikol z 0%.

4.4.4 **Rysunek 5 przedstawia wzór antybiogramu** ***gatunkowego Klebsiella***

N=7

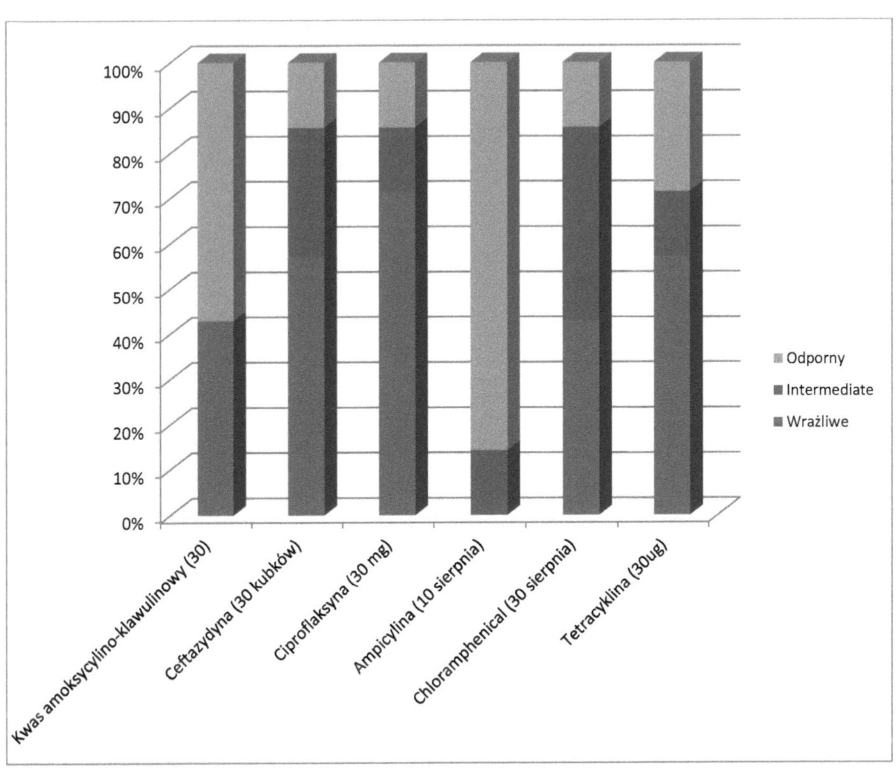

Gatunek Klebsiella wykazywał wysoką wrażliwość na cyproflaksynę z 71,4%, następnie tetracyklinę i ceftazydyna z 57,1%, chloramfenikol i amoksycylinę kwas klawulunowy 42,9%. Wykazał odporność na ampicylinę z 85,7%, następnie amoksycylinę kwas klawulunowy z 57,1%, tetracyklinę z 28,6% i wreszcie ceftazydynę, chloramfenikol i cyproflaksynę z 14,3%.

4.4.5 **Rysunek 6 przedstawia wzór antybiogramu** ***gatunków Streptococcus.***

N=1

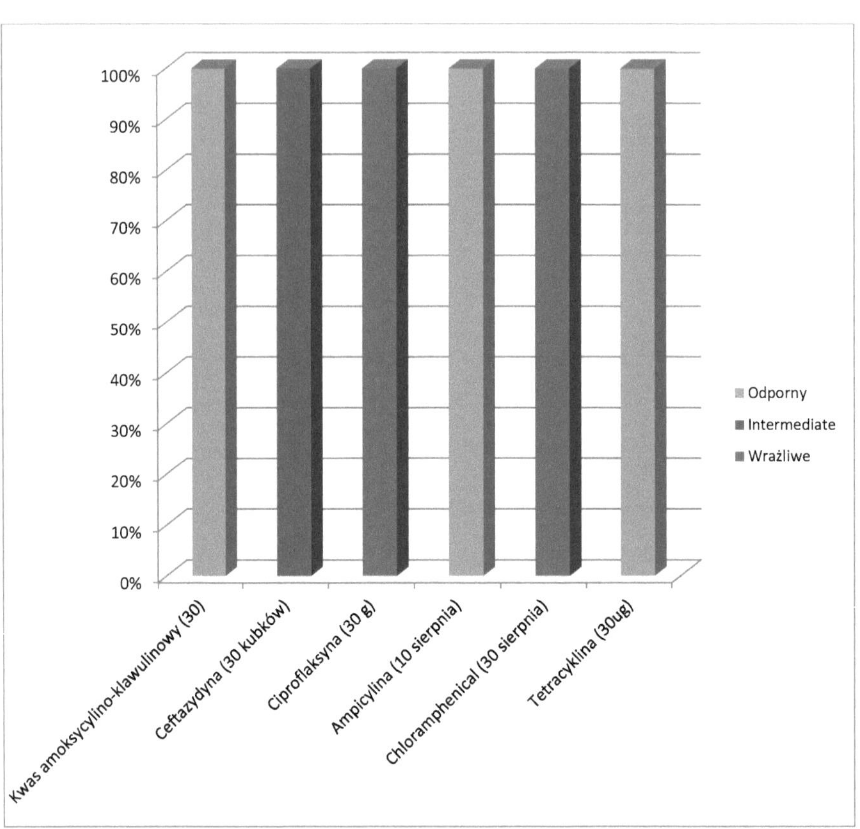

Gatunki Streptococcus wykazywały wrażliwość na chloramfenikol, cyproflaksynę w 100%. Organizm wykazał odporność na amoksycylinę kwas klawulunowy, ampicylinę, tetracyklinę ze 100% oraz ceftazydynę, cyproflaksynę, chloramfenikol z 0%.

4.4.5 Rysunek 7 przedstawia wzór antybiogramu *gatunków Proteus*

N=14

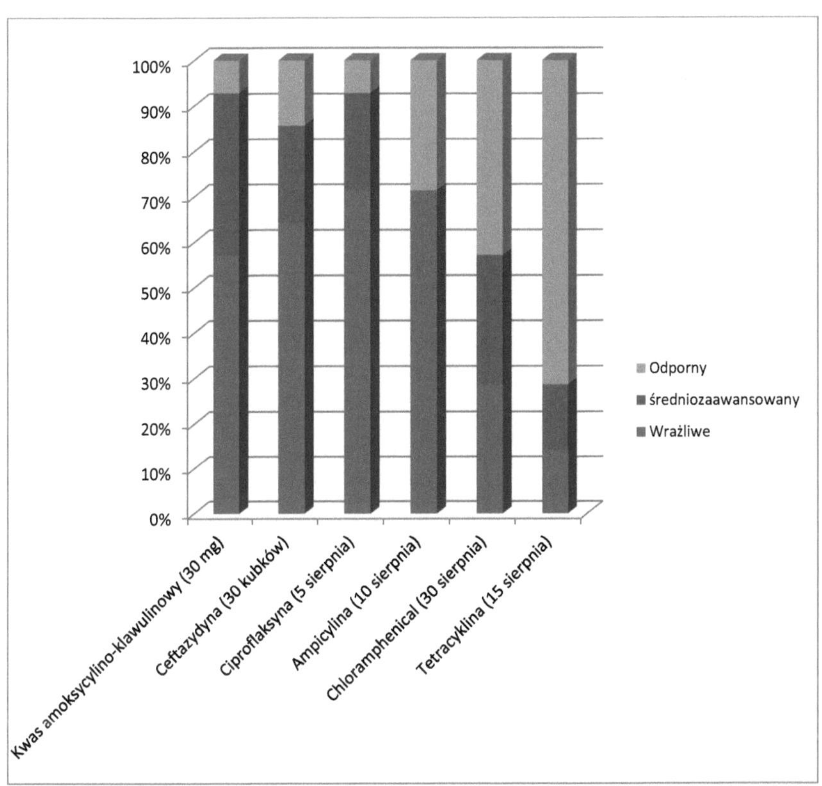

Proteus species wykazały wysoką wrażliwość na cyproflaksynę, ampicylinę z 71,4%, następnie ceftazydynę z 64,3%, kwas amoksycylinowy klawulunowy z 57,14%. Wykazała odporność na tetracyklinę 71,14%, następnie chloramfenikol 42,86%, ampicylinę 28,6%, ceftazydynę 14,3% i wreszcie amoksycylinę kwas klawulunowy i cyproflaksynę 7,14%.

4.4.6 **Rysunek 7 przedstawia schematy antybiogramu *Staphylococcus epidermidis*:**

N=4

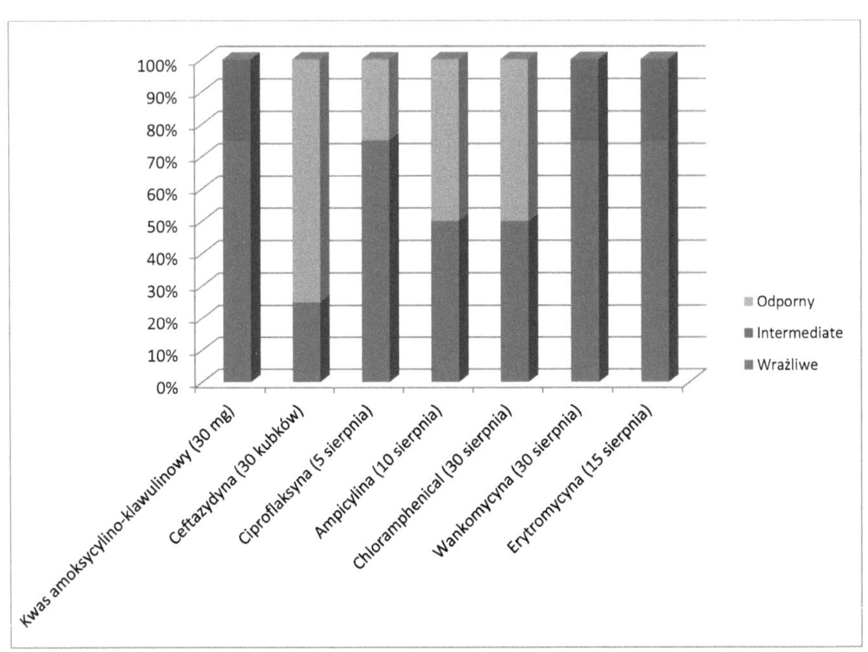

Staphylococcus aureus wykazywał wysoką wrażliwość na amoksycylinę kwas klawulunowy, cyproflaksynę, wankomycynę, erytromycynę z 75%, a następnie ampicylinę, chloramfenikol z 50%. Wykazała odporność na ceftazydynę, następnie ampicylinę, chloramfenikol z 50%, cyproflaksynę z 25% i wreszcie amoksycylinę kwas klawulunowy, wankomycynę, erytromycynę z 0%.

ROZDZIAŁ 5

DYSKUSJA

5.0 Wprowadzenie

Niniejszy rozdział zawiera omówienie uzyskanych wyników przedstawionych w rozdziale czwartym powyżej, wnioski z badania, ograniczenia i zalecenia dotyczące dalszych badań w tym zakresie.

5.1 DYSKUSJA

Większość pacjentów widzianych w tym badaniu miała różne formy zapalenia ucha środkowego - od ostrego zapalenia ucha środkowego, ostrego ropnego zapalenia ucha środkowego i przewlekłego ropnego zapalenia ucha środkowego po zapalenie ucha środkowego z wysiękiem, które zazwyczaj występuje po źle leczonym lub nieleczonym zapaleniu ucha środkowego.

Stosunek liczby samców do samic był nieistotny 31:39, przy większej liczbie samic dotkniętych chorobą niż samców. Było to porównywalne z wynikami Adeyemi i in. z 2007 r., w których odnotowano więcej kobiet 49 (52,7%) niż mężczyzn 44 (47,3%). Było to jednak w przeciwieństwie do Bashir et al, który w 2008 roku zanotował więcej samców niż samic w stosunku 2,5:1. Występowanie większej liczby kobiet w tej pracy można wytłumaczyć częstością używania wacików do czyszczenia uszu, co może prowadzić do wprowadzenia organizmu do ucha środkowego.

Szacuje się, że 70% dzieci miałoby przed trzecimi urodzinami co najmniej jeden epizod zapalenia ucha środkowego i zgodnie z tym, małe dzieci (1-9 lat) stanowiły 37,1% w porównaniu z 31,4% dla dorosłych (18 lat i więcej). Było to sprzeczne z danymi Bashir et al, 2008, który podał, że szczytowa grupa wiekowa mieści się w przedziale 15-25 lat (39,5%).

Wysoka częstość występowania u dzieci jest statystycznie istotna i koreluje z kilkoma innymi donicsicniami, że otitis media jest przede wszystkim chorobą wczesnego dzieciństwa, co można wyjaśnić kilkoma czynnikami, takimi jak niedojrzałe i krótkie rurki Eustachiasza, niedożywienie, niedojrzała odpowiedź immunologiczna, immunosupresja, częstość infekcji górnych dróg oddechowych u dzieci, ubóstwo, zła higiena, przepełnienie, grupowa opieka dzienna, karmienie butelkami w pozycji horyzontalnej.

Bakterie Gram-dodatnie, 50,8% były najczęstszymi izolatami bakteryjnymi wykrywanymi u pacjentów zakażonych zapaleniem ucha środkowego, a następnie bakteriami Gram-ujemnymi, 49,2% Wyniki te były porównywalne z wynikami Bashir *et al,* 2008, którzy stwierdzili, że bakterie Gram-dodatnie (49,8%) były większe niż bakterie Gram-ujemne (46,5%) w częstości występowania. Było to jednak sprzeczne z ustaleniami Adeyemi *i wsp. z* 2007 r., który zgłosił wysoką częstość występowania u organizmów Gram-ujemnych wynoszącą 72 (68,2%) niż u organizmów Gram-dodatnich 32 (30,8%). Duża liczba bakterii gram ujemnych (49,2%) potwierdza rolę drogi kałowej drogą słuchową poprzez zanieczyszczoną wodę lub użycie zainfekowanego celu do czyszczenia uszu.

Bakterie Gram-dodatnie obejmowały gatunki *Staphylococcus aureus* (35,4%), *Streptococcus* (1,5%), *Staphylococcus epidermidis* (6,1%), *Dephtheroidy* (7,7%), a bakterie Gram-dodatnie *gatunki Pseudomonas* (9,2%), *Proteus (*21,5%), *Klebsiella* (10,8%), *Escherichia coli* (7,7%).

Wyniki te były zgodne z ustaleniami Ali Muhsien *et al, Uniwersytetu* Kufa, który zgłosił *Staphylococcus epidermidis* (30%), *Staphylococcus aureus* (20%), *Pseudomonas aeruginosa* (18%), Proteus *mirabilis* (8%), *Proteus vulgaris* (4%) oraz Adeyemi *et al,* 2007 Uniwersytetu Obafemi Awolowe, który zgłosił *Proteus mirabilis* (15).4%), *Escherichia coli* (3,8%), *Klebsiella species* (9,6%), *Staphylococcus aureus* (30,8%), *Pseudomonas aeruginosa* (38,5%) w ich pracy.

Było to jednak sprzeczne z ustaleniami Nwokoye *et al,* nigeryjskiego instytutu Medical Research Yaba, który zgłosił *M. Catarrhalis* (19,0), *Bacteroides ureolyticus* (14,9%) oraz Micheal *et al,* którzy w swoich badaniach odnotowali *Haemophilus inflennza.*

Zgodnie z tym badaniem Staphylococcus aureus przedstawiony w 35,4% i był najczęstszym mikroorganizmem, Adegbite *i wsp.*, 2004 r. podał *Staphylococcus aureus* jako najczęściej odzyskiwany organizm z ucha chronicznie drenowanego, podczas gdy inni badacze odnotowali również wysoką częstość występowania *Staphylococcus aureus* odpowiednio 40%, 30,8%, Bashir *i wsp.*, 2008 i Adeyemi *i wsp.,* 2007. W przeciwieństwie do Ali Muhsien *et al,* który zgłosił gronkowca naskórkowego (30%) jako najbardziej dominujący mikroorganizm.

Zakres występowania *gatunków Proteus* w otitis media można określić jako szeroki, ponieważ w pracy tej odnotowano 21,5% i była to druga bakteria chorobotwórcza w swojej częstości występowania, natomiast *gatunek Klebsiella* występował w 10,8% i był trzecim organizmem po *gatunku Proteus* w swojej częstości występowania. *Pseudomonas* był czwartym gatunkiem z 9,2% częstością występowania, *Escherichia coli* piątym z 7,7% częstością, następnie *Dephtheroidy* z 7,7% częstością, następnie *Staphylococcus epidermidis* z 6,1% częstością i wreszcie *Streptococcus species* 1,5% częstością.

Bobby i inni autorzy donieśli, że etiologiczny organizm otitis media różni się w zależności od kontynentu, czyli od miejsca zamieszkania do miejsca zamieszkania. Zróżnicowanie to można przypisać między innymi pojawieniu się rosnącej oporności na środki przeciwdrobnoustrojowe, różnicom w praktykach społeczno-kulturowych, odżywianiu i czynnikach społeczno-ekonomicznych. Zróżnicowana etiologia bakteryjna zapalenia ucha środkowego opisana w niniejszym badaniu potwierdza zatem wcześniejsze badania.

Ponieważ wszyscy pacjenci zgłosili się jako ambulatoryjni, zakłada się, że zakażenie zostało nabyte we wspólnocie. Zła higiena i nieortodoksyjne podejście do leczenia, które obejmuje wprowadzenie do ucha środkowego niekonwencjonalnych kropli i mikstur, takich jak olej i lokalne zioła, mogło zapoczątkować namnażanie się patogenów (które uzyskały dostęp do ucha), prowadząc do zablokowania przewodu eustachicznego. Jeśli ucho nie wyschnie po zastosowaniu antybiotyków lub nie reaguje na leczenie antybiotykami, nie należy zapominać, że takie przypadki mogą być spowodowane czynnikami etiologicznymi, takimi jak grzyby takie jak Aspergillus, a także Candida albicans, a nawet czynnik wirusowy.

Ogólna procentowa wrażliwość organizmu była na cyproflaksynę. Głównymi patogenami były: *paciorkowce, Staphylococcus aureus, Staphylococcus epidermidis, Proteus, Klebsiella, pseudomonas, Escherichia coli,* a ich wrażliwość na ciproflaksynę wynosiła 100%, 91,3%, 75%, 71,4%, 71,4%, 66,7% i 20%. Było to porównywalne z ustaleniami Adeyemi *et al,* 2010. Głównym patogenem w badaniach Adeyemi *i innych* były *Pseudomonas aeruginasa, Staphylococcus aureus, Klebsiella i Escherichia coli,* a ich wskaźniki wrażliwości na cyprofloksacynę wynosiły odpowiednio 89,0%, 88,2%, 84,0% i 85,0%.
Było to w przeciwieństwie do Bashir *et al,* 2008, który zgłosił, żeloxacin był najbardziej wrażliwym lekiem, wykazywał 98% wrażliwości na *gatunki Pseudomonas* i 96% wrażliwości na *Staphylococcus aureus.*

Ponadto różne organizmy różnie reagowały na różne antybiotyki, na przykład *Staphylococcus aureus* wykazywał wysoką wrażliwość na cyproflaksynę (91,3%) oraz wysoką odporność na erytromycynę (34,6%) i ceftazydynę (34,6%). *Gatunki Pseudomonas* wykazały wysoką wrażliwość na kwas amoksycylinowy klawulunowy (66,7%) i cyproflaksynę (66,7%) oraz wysoką odporność na tetracyklinę (83,3%). *Escherichia coli* wykazała wysoką wrażliwość na amoksycylinę kwasu klawulunowego (80%) i chloramfenikol (80%) oraz wysoką oporność tetracykliny (60%) i cyproflaksyny (60%). *Gatunek Klebsiella* wykazywał wysoką wrażliwość na cyproflaksynę (71,4%) i oporność na ampicylinę (85,7%). *Gatunki Streptococcus* wykazywały wysoką wrażliwość na cyproflaksynę (100%) i chloramfenikol (100%) oraz wysoką odporność na kwas amoksycyliny klawulunowej (100%), ampicylinę (100%) i tetracyklinę (100%). *Gatunki Proteus* wykazały wysoką wrażliwość na cyproflaksynę (71,4%) i ampicylinę (71,4%) oraz wysoką odporność na tetracyklinę (71,4%). *Staphylococcus epidermidis wykazywał* wysoką wrażliwość na kwas amoksycylinowy klawulunowy (75%), cyproflaksynę (75%), wankomycynę (75%), erytromycynę (75%) oraz wysoką odporność na ceftazydynę (75%). Różnica w reakcji na antybiotyki wynika z odmiennej struktury różnicowej i składu genetycznego tych organizmów.

5.5 Wniosek

Stosunek liczby samców do samic wynosił 31:39, przy czym więcej samic było dotkniętych chorobą niż samców. Nie wykazało to istotnej statystycznej różnicy.

Częstość występowania ropnego zapalenia ucha środkowego w poszczególnych grupach wiekowych jest dominująca w przedziale wiekowym 1-9 lat (małe dzieci) - 35,4%, a najniższa w przedziale wiekowym 1-11 miesięcy (niemowlęta) - 1 (1,5%).

Częstość występowania bakteryjnego zapalenia ucha środkowego była bardzo wysoka (92,9%) wśród chorych na M.N.R.H. od 14 lutego do [30] kwietnia 2012 roku.

Największy odsetek występowania 23 (35,4%), a najmniejszy z 1 (1,5%) stanowił *gatunek Streptocococcus aureus*. Inne dominujące izolaty obejmowały *gatunki Proteus* 14(21,5%), *Klebsiella* 7(10,8%), *Pseudomonas* 6(9,2%), *Escherichia coli* 5(7,7%), *Staphylococcus epidermidis* 4(6,1%), *Dephtheroids* 5(7,7%).

Ogólna procentowa wrażliwość organizmu była na cyproflaksynę.

5.7 Zalecenia

Należy zachęcać do stosowania eardropsów zawierających cyproflaksynę. Okazało się, że jest to skuteczny antybiotyk pierwszej linii w leczeniu przewlekłego ropnego zapalenia ucha środkowego.

Zwiększenie uwrażliwienia zdrowotnego pacjentów i społeczności na możliwe czynniki ryzyka zapalenia ucha środkowego jako strategia profilaktyczna, która może zmniejszyć występowanie choroby.

REFERENCJA:

Adegbite, T., Iseh.K.R., (2004) Annals of African medicine, *Pattern and Bacteriology of Acute Suppurative Otitis Media in Sokoto, Nigeria* 164-166.

Adeyemi, E.T., Hasssan.O., Wydział mikrobiologii medycznej i parazytologii, Uniwersytet Obafemi awolowo, Ile-Ife i Szkoła Laboratoriów Medycznych, Oauthc, Ile-life. (www.ajol.info/journals/ajem dostępny pod adresem 19-april-2011 o 18:39pm).

Adeyi, A., Tonga. N., Olugbenga.S., Oddział Otorynolaryngologii, Klinika Chirurgii, Szpital Uniwersytecki w Jos. *Przewlekłe ropne zapalenie ucha środkowego: Implikacje społeczno-ekonomiczne w szpitalu wyższym w północnej Nigerii.*

Alan, S. & James, L. (2000). *patologia.* Elsevier limited, [2.] edycja.

Albert, M., Collier, Michael, H., Christopher, H., Michael, R. J., feremias, M. (2007), Translating Science into Clinical Practice (międzynarodowy kongres i sympozjum), *ostre Otitis Media*: Królewska prasa medyczna limitowana, seria 265.

Ali Muhsien Al-m., Israa. K. A., Thanaa. S. A. A. Wydział mikrobiologii, Wyższa Szkoła Medyczna, Uniwersytet Kufa. *Laktamaza Produkująca Bakterie pochodzące od Pacjenta zakażonego zapaleniem ucha środkowego.*

Bailey, W.R., & Scott, E.G., (1994), Diagnostyczna *mikrobiologia.* C.V. Moshy st Louis, 99-175, wydanie [4.]

Bashir, A., Amer, S. H., Ayub, A. K. A., Aamer, E. S. F., Sabeen, K. Z., (2008). Pakistan Journal of Otolaryngology. *Mikroflora i antybiogram wypuszczających uszy w przekroju poprzecznym populacji w Quetta w Balochistanie.* 56-59

Bobby G.W. (1992) wypisujący ucho w tropikach przewodnik po diagnostyce i zarządzaniu w szpitalu powiatowym, *Lekarz Tropikalny* 10-33

Braunwald., Isselbacher., peter, D., Martin., Fauci., Root., (1991). *Zasada Harrisona w medycynie wewnętrznej*, 12. wydanie, tom 1.

Przewlekłe ropne zapalenie ucha środkowego obciążające chorobę i możliwości leczenia (www.who.com dostępny w dniach 19 lipca-2011 r. o godz. 16:50).

Douglas, M,(2003) *przegląd medycyny alternatywnej*
tom 8, numer 1.

Hiroshi, O., Tushiko, F., Yukumasa, k. (1990). Opis przypadku chorób zakaźnych162. *izolaty Chlamydia pneumonia from the middle ear aspirates of Otitis media with effusion.* 1000-1001

Ikeh, Adebayo,E.I. , Okuonghae,E.O., H.O., Igbogboja, I.S (1993) . *Bakteriologia przewlekle wypisujących się uszu u dzieci w jos. Nig.J.* z med. Laboratorium. Sc: 3:27-30

James, E. P., (1994). *infekcja dróg oddechowych, diagnostyka i zarządzanie.* Prasa krucza, trzecie wydanie. Nowy Jork,

Marschall S. R., i Andrew. G., (2009). *netter's internal medicine.*
Elsevier limited, 2. edycja,

Michael . E. (1998) *choroby zakaźne dróg oddechowych.* Prasa uniwersytecka w Cambridge, pierwsze wydanie.

Micheal, J. leslie, E., David M.(2002) Otitis Media article medicine J. Pead, Otolaryngology edited Oral Brown 3(7)1-49.

Nwokoye . N.N., Egwari. L. O., Coker A.O., Olubi .O., Ugoji E.O. i Nwachukwu S.C. U (2012) African Journal of Microbiology Research Vol 6(3). *Predyspozycyjne i bakteryjne cechy otitis media. 520-525.*

Stały Medyczny Komitet Doradczy Podgrupa ds. Oporności na Środki Przeciwdrobnoustrojowe. *Ścieżka najmniejszego oporu* (www.advisorybodies.doh.gov dostępna we wtorek, 17 maja 2011 r., godz. 12:39)

Weber . P., Roland .P., Hannley. M., Friedman, R., Manolids. S., Natz. G., Owens. F., Rybak. L., Stewart. M., 2004. *Rozwój organizmu odpornego na antybiotyki przy użyciu leków ototopowych.* Otolaryngologia Głowa Chirurgia szyi 130(3) 389-94.

Wikipedia darmowa Encyklopedia, Otitis Media. (www.wikipedia.com dostępna 5 lutego 2011 r. o godz. 1:23)

Dodatek:

Dodatek i: Formularz zbierania danych

1. Numer gabinetu: ....

(Najpierw inicjały klienta, następnie numer laboratorium, kliniki, a na końcu inicjały placówki, np. KD 001 E.N.T)-MH (Mbarara Hospital).

2. **Dane demograficzne**

a) Nazwa................................ .

b) Wiek..................................

c) Płeć..................................

d) Zawód..........................

e) Miejsce zamieszkania:...

f) klinika:.............................. ...

LC1............................ . Parafia....................... .

Podregion.... Hrabstwo.......................

3. **Podstawa włączenia;**

Symptom Reakcja

☐

(i) Ból, pełnia ucha Tak ☐ Nie

(ii) Gorączka, rozdrażnieni e Tak ☐ Nie ☐

(iii) Wypływ z ucha środkowego T☐ Ni☐

(iv) Wszelkie inne objawy określają ....

(v) Jakakolwiek przeszłość OM Tak Nie

(vi) Ile razy Otitis Media został zaatakowany......................................

4. **Leczenie i profilaktyka**

(i) Każde leczenie antybiotykami w ciągu ostatnich trzech tygodni

Tak Nie☐ ☐

(ii) Jeżeli tak, jakie antybiotyki, (określić) ....

(iii) Wszelkie inne stosowane leki (określić) ....

A. **WYNIKI LABORATORYJNE**

Wyniki mikroskopii A

B. **Wyniki kultury**

(i) **Zidentyfikowany organizm (s)**

(ii) **Wyniki dotyczące wrażliwości na antybiotyki:**

Nazwisko asystenta.................. badawczego....   Podpis........................

Data.......................

Nazwisko badacza.....................

Podpisani........................e   Data........................

ZAŁĄCZNIK II: FORMULARZ ŚWIADOMEJ ZGODY (WERSJA ANGIELSKA)

Załącznik I

FORMULARZ ZGODY

Jestem KISEMBO PETER, student czwartego roku Laboratorium Medycznego na Uniwersytecie Naukowo-Technicznym w Mbararze. Niniejszym zapraszam do udziału w badaniu, którego głównym celem jest poznanie wspólnych izolatów bakteryjnych i ich wzorca antybiograficznego u pacjentów z zapaleniem ucha środkowego w E.N.T. i klinikach I.S.S. w *Narodowym Szpitalu Skierowniczym Mbarara.* Uczestnicząc w tym badaniu, pomożesz w uzyskaniu informacji, które będą niezbędne w leczeniu zapalenia ucha środkowego.

Zostaniesz poproszony o podanie niektórych szczegółów, takich jak imię i nazwisko oraz informacje ogólne. Uprzejmie proszę o pobranie od pana próbki wymazu z ucha, która zostanie pobrana do badań laboratoryjnych. Próba ta będzie traktowana jako wyjątkowo poufna, ponieważ nie zostanie ujawniona żadnej innej osobie poza badaczem i klinicystami, ponieważ będzie ona przeznaczona wyłącznie do celów badawczych. Twój udział w tym badaniu jest dobrowolny i zastrzegasz sobie prawo do udziału lub nie, a także do wyboru, na które pytania odpowiedzieć lub nie. Na wszelki wypadek, gdybyś zmienił zdanie, masz prawo do wycofania się z nauki. Możesz również zadawać wszelkie pytania dotyczące wszystkiego, co nie jest dla Ciebie jasne.

Oświadczenie wolontariusza

Przeczytałem i zrozumiałem cel badania i jestem gotów dobrowolnie uczestniczyć w badaniu, a także udzielić wszelkich niezbędnych informacji, jakich ode mnie oczekują.

....

Imię i nazwisko/podpis wolontariusza Nazwisko/Podpis naukowca

Data: .... Data: ....

Załącznik II

FOMU YO KWEGAMBAHO

Ndi KISEMBO PETER omwegyi womwaka gwahamuheru orikushoma ebyokucebera endwara omu itendekyero rya Mbarara Univasite. Ninkwakyira okwetaba omumushomo gwokukyondoza ahari obukooko oburikurwaza amatu.

Ekirikutuma nakora ogumushomo nokwenda nguntunge okwetegyereza akuhami ahari obukooko obwo omu irwariro rya Mbarara. Okwikiriza kwawe kwetaba omuryogumushomo nikiza kutuyamba munonga. Noyija kubuzibwa ebirikukukwataho bwanyima tukukyebere amatu. . Ebirarugyemu nibiija kuba ebyekihama ahabandi bantu bona. Noba oyine obugabe bwona kwetaba omu mushomo, ogu kugarukamu ebibuzo ningashi kwanga.

Okuhamya kwowayikiriza.

Nyowe nashoma, kandi nayetegyereza kimwe omugasho gwomushomo ogu. Kandi nayikyiriza kimwe kugwetabamu

....

Eizina/Sign kyowikyiriza Eizina/Sign yomwegyi

Ebiro Ebiro

DODATEK III: Biochemiczne badania identyfikacyjne.

(i) **Test na oksydazę papierową.**

Test ten został przeprowadzony na wszystkich bakteriach Gram-ujemnych. Wykrywa on obecność Pseudomonas. co daje wynik pozytywny, a reakcja wyklucza enterobakterie, które dają wynik negatywny. Do czystej płytki Petriego włożono kawałek bibuły filtracyjnej i dodano 3 krople świeżo przygotowanego odczynnika oksydazowego. Za pomocą kawałka pałeczki (aplikatora) lub szklanego pręcika usunięto kolonię badanego organizmu i rozmazano ją na bibule filtracyjnej. W ciągu kilku sekund poszukiwano rozwoju niebiesko-fioletowego koloru.

Wyniki:

Kolor..................... niebiesko-fioletowy ...dodatnie testy oksydazowe

Brak niebiesko-fioletowego koloru.................... Negatywny test utleniania.

(ii) **Test na koagulazę ślizgową**

Wykonano ją na gram-dodatnich bakteriach kokosowych. Na każdym końcu szkiełka umieszczono kroplę wody destylowanej, w każdej z kropli zemulgowano kolonię badanego organizmu (wcześniej sprawdzoną metodą barwienia gramowego), aby utworzyć dwie grube zawiesiny. Do jednej z zawiesin dodano pętlę pełną osocza i delikatnie wymieszano. Szukano zgrupowania organizmów w ciągu 10 sekund.

Wyniki:

Zbieganie się w ciągu 10 sekund.............. *Staphylococcus aureus*

Brak zbrylania się w ciągu 10 sekund............ Brak związanej koagulazy (test negatywny).

Metoda rurkowa (test na koagulazę)

Test ten został przeprowadzony na szkiełkach mikroskopowych organizmów koagulazododatnich.

Trzy małe probówki testowe zostały oznaczone jako T=test organism (18-24 godzinna hodowla bulionu), Pos= positive control (18-24 godzinny *Staphylococcus aureus*), oraz Neg: negative control (sterylny bulion). Do każdej probówki dodano pipetą 0,2 ml osocza i do probówki T dodano 0,8 ml badanego bulionu, do drugiej probówki oznaczonej jako Pos dodano 0,8 ml kultury *Staphylococcus aureus.*

Do probówki z oznaczeniem Neg dodano 0,8 ml sterylnego bulionu. Po delikatnym wymieszaniu, trzy probówki inkubowano w temperaturze 370c,Probówki badano na krzepnięcie po 1 godzinie.

Jeżeli nie doszło do krzepnięcia, probówki badano po 3 godzinach, a jeżeli wynik był nadal ujemny, probówkę pozostawiano na noc w temperaturze pokojowej i badano ponownie.(przy poszukiwaniu skrzepu każda probówka była delikatnie przechylana).

Wyniki;

Zakrzep zawartości probówki lub skrzepu fibryny w probówc...............e *Staphylococcus aureus*

Nie ma krzepnięcia ani skrzepu ....fibrynowego... .... Badanie ujemne (w probówce z kontrolą ujemną nie powinno być krzepnięcia).

(iii) **TEST KATALASOWY:**

Miało to pomóc w odróżnieniu bakterii wytwarzających katalazę (gatunki staphylococcus) od bakterii nie wytwarzających katalazy (gatunki paciorkowców). 3 probówki zostały oznaczone jako Dodatnie (P), Test (T) i Ujemne (N). Do każdej z probówek wlać po 2 ml roztworu nadtlenku wodoru. Za pomocą sterylnego szklanego pręcika pobrano małą kolonię z płytki MacConkeya (nie płytki z agaru krwi, ponieważ zawierała ona katalazę) i zanurzono ją w probówce T. Probówka P zawierała kontrolę dodatnią, natomiast probówka N - kontrolę ujemną.

Wyniki:

Aktywny test pęcherzykowy z wynikiem pozytywnym, wytworzona katalaza

Brak pęcherzyków Negatywny wynik testu, brak katalazy

Kontrole:

Dodatni gatunek Staphylococcus

Gatunki Streptococcus ujemne

Inne testy biochemiczne:

Wszystkie bakterie gram ujemne zostały zaszczepione do fermentacji cukrowej Produkcja indolowa, Potrójny Jon Cukrowy (TSI), Mocznik i Cytrynian zbocza agaru i zidentyfikowane za pomocą tabeli identyfikacyjnej. (Monica Cheesbrough, 2006').

Spis treści

ROZDZIAŁ 1 3

1. 1 KONTEKST 3

1.2 Stwierdzenie problemu 4

1.3 Cele 5

1.3.1 Cel główny 5

1.3.2 Cele szczegółowe 5

1.4 Znaczenie badania 5

ROZDZIAŁ 2 6

2.1 PRZEGLĄD LITERATURY 6

2.1.0 OSTRE ZAPALENIE UCHA ŚRODKOWEGO 6

2.1.1 PATOGENEZA 7

2.1.2 ZAPALENIE UCHA ŚRODKOWEGO Z WYSIĘKIEM (OM) 8

2.1.3 PRZEWLEKŁE ROPNE ZAPALENIE UCHA ŚRODKOWEGO 9

2.2 EPIDEMIOLOGIA 10

2.3 ROZWÓJ ODPORNOŚCI BAKTERYJNEJ 13

2.3.0 PODSTAWA NOŚNOŚCI 13

2.3.1 MUTACJA 14

2.3.3 TRANSFER GENU 14

2.3.4 GATUNKI Z NATURY ODPORNE 15

ROZDZIAŁ 3 17

3.0 METODOLOGIA 17

3.1 Projekt studium 17

3.2 Obszar badań 17

3.3 Czas trwania badania: 17

3.4.0 Kryteria wyboru 17

3.5 Badanie zmiennych ... 18

3.7 Pobieranie próbek i szacowanie wielkości próby ... 18

3.6 Pobieranie, przetwarzanie i analiza próbek ... 18

3.7 Gromadzenie i analiza danych; ... 21

3.8 Zapewnienie jakości ... 21

3.9 Względy etyczne ... 22

3.10 Rozpowszechnianie wyników ... 23

ROZDZIAŁ 4 ... 24

ROZDZIAŁ 5 ... 33

DYSKUSJA ... 33

5.0 Wprowadzenie ... 33

5.1 DYSKUSJA ... 33

5.5 Wniosek ... 36

5.7 Zalecenia ... 37

Dodatek: ... 39

Dodatek i: Formularz zbierania danych ... 39

ZAŁĄCZNIK II: FORMULARZ ŚWIADOMEJ ZGODY ... 42

DODATEK III: Biochemiczne badania identyfikacyjne. ... 43

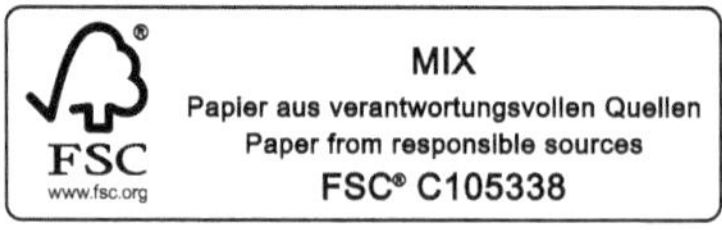

Printed by Books on Demand GmbH, Norderstedt / Germany